AF475540

APPLICATIONS THÉRAPEUTIQUES

DE LA

COMPRESSION HYDRAULIQUE

Par le Dr HENRI DESPLATS,

Professeur de clinique médicale à la Faculté libre de Médecine de Lille,
Médecin de l'hôpital de la Charité.

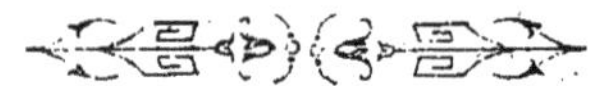

LILLE,

AU BUREAU DU *JOURNAL DES SCIENCES MÉDICALES*,

56, RUE DU PORT.

1886.

APPLICATIONS THÉRAPEUTIQUES

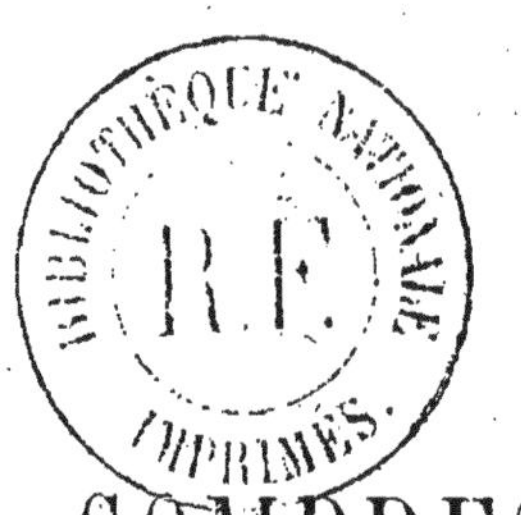

DE LA

COMPRESSION HYDRAULIQUE

Par le Dr Henri DESPLATS,

Professeur de clinique médicale à la Faculté libre de Médecine de Lille
— Médecin de l'hôpital de la Charité.

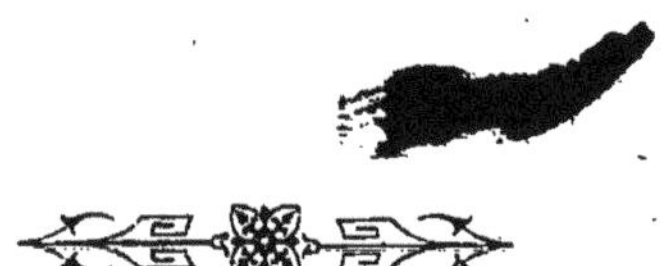

LILLE,

AU BUREAU DU *JOURNAL DES SCIENCES MÉDICALES*,

56, RUE DU PORT.

1886.

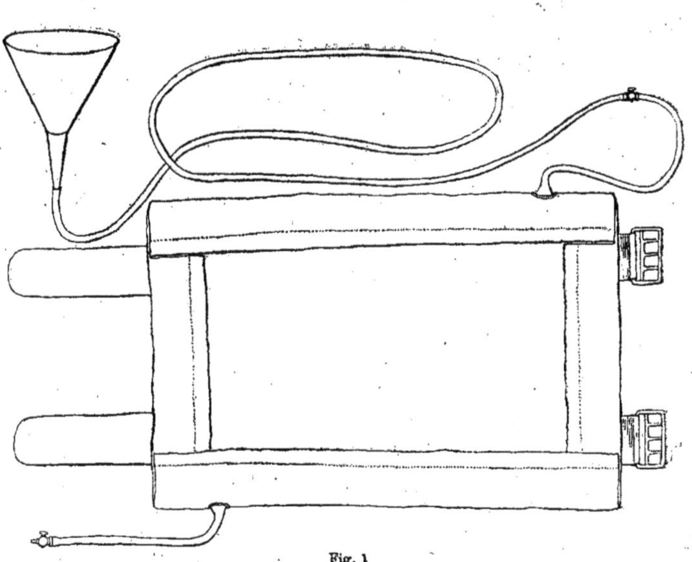

Fig. 1

APPLICATIONS THÉRAPEUTIQUES

DE LA

COMPRESSION HYDRAULIQUE.[1]

Pour exercer une compression graduée, dont l'indication se présente souvent en médecine et en chirurgie, nous n'avons eu jusqu'ici que la bande roulée, la ouate comprimée ou la bande de caoutchouc, qu'il est difficile de régler. Depuis plusieurs années j'ai substitué à ces divers modes de compression la compression hydraulique qui m'a donné de bons résultats. Je demande la permission de les exposer.

I. *Description de l'appareil.* — L'appareil que j'emploie (fig. 1) est un coussin long en caoutchouc, pouvant faire le tour du membre malade. Il porte à chacune de ses extrémités un tube muni d'un robinet. Celui de ces tubes qui doit servir à l'alimentation a $1^{m}20$ à $1^{m}50$, l'autre 25 à 30 centimètres.

Le membre à comprimer est entouré par le coussin, qu'on remplit d'eau tiède quand il est en place. Cela fait, on accroche au mur l'entonnoir qui sert de réservoir d'alimentation et son élévation au-dessus du lit exprime la pression supportée par le membre.

Pour éviter la distension du coussin et le rendre moins lourd, sa paroi externe est munie d'une housse en toile inextensible. L'appareil, étant ainsi installé, il suffit d'élever ou d'abaisser le réservoir d'alimentation pour faire varier la pression, dont on a toujours la mesure exacte.

---

1) Ce travail a été communiqué à la *Société des Sciences médicales de Lille.*

II. *Effets de la compression sur la circulation au-dessous du point comprimé.* — A moins que la compression ne soit exercée sur l'extrémité d'un membre (main, pied, moignon d'amputation), il faut se préoccuper de la circulation dans la partie située au-dessous. Toujours la circulation veineuse est plus ou moins gênée et il en résulte un certain degré de turgescence et d'œdème, qu'il faut éviter par l'application d'une bande roulée, allant de l'extrémité du membre au-dessous de l'appareil.— La circulation artérielle elle-même est modifiée et une forte compression suffit pour la suspendre. Le sphygmographe m'a permis de mesurer la compression que les artères peuvent supporter : il faut une pression de 1 mètre pour que le pouls devienne imperceptible et la ligne ascensionnelle presque nulle. Avec 40 centimètres, la ligne ascensionnelle diminue de moitié, avec 90 des deux tiers. La fréquence du pouls n'est pas modifiée.

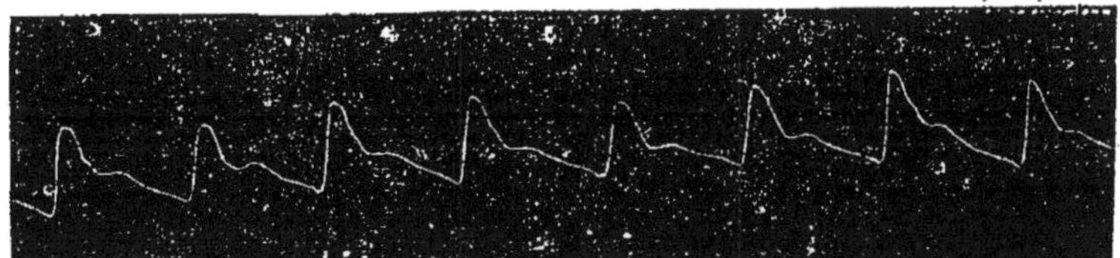

Fig. 2. — Pression = 0 Cm

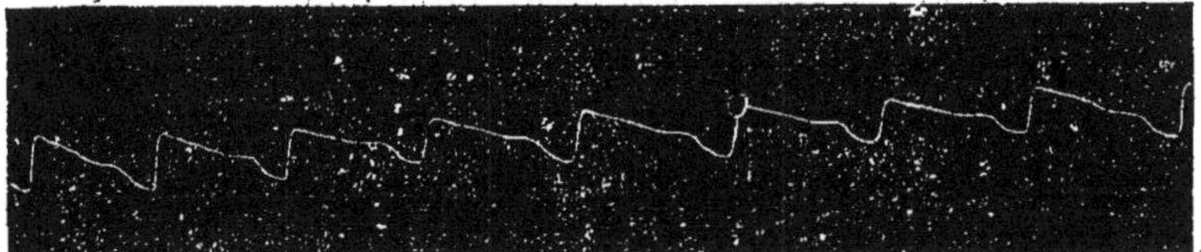

Fig 3. — Pression = 50 Cm.

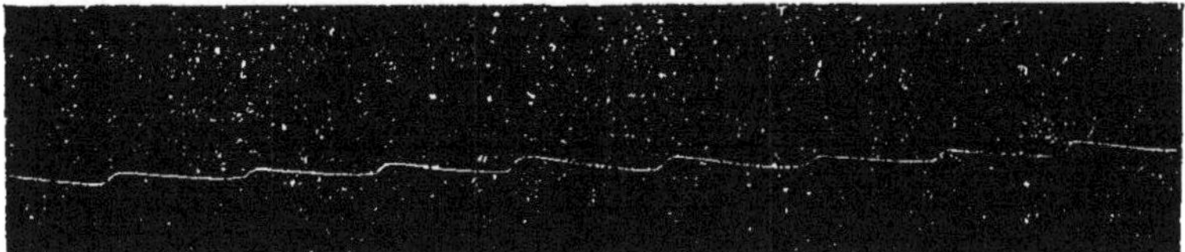

Fig. 4. — Pression = 100 Cm.

L'expérience apprend que, pour obtenir des effets thérapeutiques, 35 à 45 centimètres de pression suffisent. (1)

A. — *Application de la compression hydraulique au traitement des arthrites et des épanchements articulaires.* — C'est au traitement des épanchements articulaires que la compression hydraulique a été d'abord employée. Les résultats ont été des plus satisfaisauts. Toujours l'appareil a été bien toléré, les douleurs ont été rapidement supprimées et les épanchements se sont résorbés en 24 ou 48 heures, quelquefois plus vite. L'expérience a montré que la compression hydraulique avait, sur tous les autres modes de compression, l'avantage d'être *uniforme* et *exactement graduée*.

En disant que les épanchements ont été résorbés, je ne prétends pas dire que toutes les arthrites ont été guéries et surtout, que les sujets ont été délivrés de leur disposition au rhumatisme et aux épanchements articulaires. Leur état général est resté le même, l'hydarthrose et la fluxion périarticulaire ont seules disparu. Je cite, en les abrégeant, quelques faits pour appuyer mes assertions.

Obs. I. — D. Élise, 21 ans, entra à l'hôpital le 12 avril 1884, portant une hydarthrose du genou droit. Depuis quelques jours elle éprouvait de violentes douleurs. Pendant trois jours on lui administra du salicylate de soude sans résultat.

(1) Mes recherches sur la compression hydraulique sont anciennes. Depuis 1871 je les ai poursuivies d'une manière intermittente et, pour prendre date, j'ai même déposé un pli cacheté à l'Académie en octobre 1875. Il n'y a guère que cinq ou six ans que j'ai donné à mon appareil la disposition simple qu'il a aujourd'hui. Antérieurement j'avais fait bien des essais plus ou moins heureux. La housse en toile inextensible, qui entoure le coussin en caoutchouc, est le dernier perfectionnement introduit. Je n'ai pas été peu surpris, en lisant le *Traité de Pathologie générale chirurgicale* de M. Berne, d'apprendre que, dès 1877, M. Chassagny (de Lyon) l'avait employée dans un appareil qui a de grandes analogies avec le mien. Je regrette vivement de n'avoir pas connu plus tôt l'intéresseant travail publié par mon confrère dans la *Gazette hebdomadaire*. Sa lecture m'eût évité bien des tâtonnements.

Le 15, l'articulation était très douloureuse et très tuméfiée. La mensuration donnait :

Au-dessous de la rotule, 32c.5 ; au niveau, 32c.5 ; au-dessus, 33c.5.

On appliqua l'appareil avec une pression de 35 centimètres. Le lendemain les dimensions étaient :

Au-dessous de la rotule,	30c.; au niveau,	31c.; au-dessus,	32c.5.
Le 17,	29.5	31	32
Le 22,	28	29.5	30

L'appareil ayant été mal appliqué le 23, provoqua quelques douleurs, aussi fut-il enlevé le soir. Le lendemain la mensuration donnait :

Au-dessous de la rotule, 30c.; au niveau, 30c.5 ; au-dessus, 31c.5.

Appliqué de nouveau le 24, on trouvait le 25 :

Au-dessous de la rotule, 28c.; au niveau, 30c.; au-dessus, 30c.

L'appareil était enlevé le 26, et la malade se trouvait si soulagée qu'elle sortait le 27.

Obs. II. — Catherine K. entra le 8 octobre 1882, atteinte d'un rhumatisme articulaire aigu occupant les pieds et le poignet droit. Le salicylate de soude la délivra rapidement des douleurs et du gonflement des pieds, mais la main droite demeura tuméfiée et très douloureuse. L'immobilisation sur une planchette, la compression par une bande et de l'ouate, la teinture d'iode, deux vésicatoires ne purent la soulager.

Le 4 novembre, on appliqua l'appareil avec une pression de 30 centimètres.

Dès le soir, c'est-à-dire cinq heures après le début de la compression, la douleur avait notablement diminué et la malade accusait un grand soulagement.

Deux jours après on levait l'appareil et on constatait une diminution considérable du gonflement.

Le 15 on laissait la main libre : elle était indolore et il n'y avait plus qu'un peu de gonflement et de la raideur articulaire, dus à la longue immobilisation.

Le 18 elle sortait sur sa demande. Les douleurs et le gonflement ne s'étaient pas reproduits.

Obs. III.— M. Auguste, 35 ans, briqueteur, entra le 11 septembre 1883, atteint d'un rhumatisme articulaire avec manifestations cardiaques. C'était sa seconde attaque. Le genou droit était surtout intéressé et énorme. Voici les dimensions comparatives des deux côtés :

	Côté sain.	Côté malade.
Au-dessus de la rotule....	35 cent.	41 cent.
Au niveau................	34	39
Au-dessous............ ...	33	38

On appliqua l'appareil compresseur le 12, et le lendemain, quoique l'appareil eût été désamorcé la nuit, la mensuration donnait :

Au-dessus de la rotule	38,	au niveau 37.5,	au-dessous 35.5
Le 14,	36	36.5	35
Le 15,	36	36	35

Le 16, le malade éprouvait encore quelques douleurs ; on donna 5 gr. de salicylate, en même temps qu'on suspendait la compression.

Le 17 les dimensions étaient : 42 — 40 — 38. — Douleurs plus vives. On réappliquait l'appareil avec une pression de 45 à 50 cent. En quelques heures les douleurs spontanées disparaissaient, et le lendemain 18 la mensuration donnait : 37 — 37 — 37.5.

Je ne donne pas la suite de l'histoire de ce malade, dont le mal fut très rebelle, nécessita un long séjour à l'hôpital et l'emploi de moyens thérapeutiques très variés. J'en ai cité un extrait seulement pour montrer avec quelle rapidité l'épanchement fut résorbé.

Obs. IV. — Un jeune enfant de 4 ans, atteint, depuis six mois, d'une arthrite du genou gauche, consécutive à une chute, me fut conduit le 25 février dernier. Il avait un épanchement articulaire considérable, qui avait résisté à tout et empêchait d'apprécier l'état des parties osseuses. J'appliquai l'appareil le soir avec une pression de 40 centimètres. Le genou mesurait au niveau de la rotule 27 cent. Quatorze heures après, l'enfant ayant bien dormi et parfaitement supporté l'appareil, la mensuration ne donnait plus que 24 cent. Je l'appliquais de nouveau et le soir je n'obtenais plus que 23 cent. En vingt-quatre heures toute trace d'épanchement avait disparu et je pouvais renvoyer l'enfant après lui avoir appliqué un appareil inamovible. Je le revoyais six semaines après, l'épanchement ne s'était pas reproduit.

Obs. V. — Le 14 mars dernier, Victoire B., 16 ans, domestique, en descendant une marche, éprouva une vive douleur dans le genou droit. Je la vis quelques heures après et constatai une arthrite avec gonflement très appréciable. Le jour même je fis appliquer des sangsues, qui amenèrent un peu de soulagement, mais n'empêchèrent pas un épanchement de se produire. Le 15 la mensuration, au niveau de la rotule, donnait 36 centimètres. J'appliquai l'appareil et exerçai une compression de 40 centimètres qui fut bien tolérée. Au bout de vingt-quatre heures les douleurs avaient disparu et la mensuration ne donnait plus que 32 centimètres. Je continuai néanmoins la compression jour et nuit pendant trois jours, durant la nuit seulement le reste de la semaine, et au bout de huit jours je pouvais lui permettre de se lever et de circuler dans sa chambre. L'épanchement ne s'est pas reproduit et la malade a pu reprendre son service.

Je pourrais produire plus de 20 cas d'arthrite du poignet, du cou-de-pied, du genou, etc., traités par la compression hydraulique et très heureusement modifiés ou complètement guéris ; mais cela me paraît inutile, tous les faits ressemblant à ceux que je viens de rapporter.

Je me borne donc à donner le résultat de mon expérience sous la forme de conclusions, et je dis :

1° Que l'application de l'appareil est facile et bien tolérée ;

2° Que toujours et rapidement les douleurs et l'épanchement diminuent après son application ;

3° Que, dans un tiers des cas environ, l'amélioration ainsi obtenue se maintient et que l'épanchement ne se reproduit pas. Dans les autres cas, il faut appliquer l'appareil plus longtemps ou recourir à l'emploi des révulsifs répétés, dont l'action est, du reste, lente et incertaine.

B. *Plaies d'amputation et plaies opératoires.* — Ce n'est pas seulement à la résolution des arthrites et à la résorption des épanchements articulaires que la compression hydraulique peut être appliquée ; primitivement même ce n'est pas pour cette fin qu'elle fut imaginée : elle était surtout destinée à favoriser la réunion par première intention des plaies opératoires. A ce point de vue son utilité est moindre depuis l'adoption des pansements anti-septiques, cependant elle peut rendre encore des services.

Après les grandes opérations, la réunion par première intention est rendue difficile par l'impossibilité dans laquelle se trouve le chirurgien de coapter exactement les lambeaux et d'empêcher l'abondante sécrétion séro-sanguinolente qui s'interpose entre eux, souille les pièces de pansement et provoque la fièvre, lorsqu'elle ne peut librement s'écouler. C'est pour rendre plus complète la coaptation qu'on a imaginé les sutures profondes. C'est pour empêcher la stagnation des liquides qu'on a eu recours aux drains, dont les inconvénients ne sauraient être contestés.

Avec la compression hydraulique par dessus le pansement de Lister, sutures profondes et drains deviennent inutiles. Grâce à elle, la coaptation est parfaite, dans la profondeur comme à la superficie, et les liquides ne peuvent ni suinter, ni, à plus forte raison, stagner. Sous l'action de cette compression uniforme et continue, vaisseaux et tissus se dégorgent et on ne voit plus se produire cette tuméfaction sanguine et œdémateuse qui suit, presque toujours, les opérations sanglantes.

A tous ces avantages, il faut ajouter l'action hémostatique de la compression.

Ces vues me paraissent rationnelles et je crois que l'expérience en montrera la justesse. Je ne puis, jusqu'ici, invoquer en leur faveur que deux faits dus à l'obligeance de mon regretté ami A. Faucon. Dans un cas il s'agissait d'une grave plaie contuse de la main, qui nécessita l'amputation de deux doigts, dans le second, il s'agissait d'une amputation du bras à la suite d'un accident.

Nous n'eûmes pas une réunion immédiate sur tous les points de la superficie, parce que, dans les deux cas, un des lambeaux conservés avait été fortement contus; mais nous pûmes constater, dès le premier jour, que la sérosité sanguinolente était beaucoup moindre et due, exclusivement, à l'expression des lambeaux, que les lambeaux eux-mêmes n'étaient pas tuméfiés et que la réunion s'était faite sur tous les points qui n'avaient pas subi d'attrition. Dans ces deux cas on avait laissé des drains pendant les premiers jours, mais il me semble qu'ils étaient inutiles et, qu'à l'avenir, il faudrait ne pas en mettre ou les retirer après 24 heures.

c. *Phlegmons au début.* — Vanzetti avait déjà eu l'idée, en 1867, de recourir à la compression de l'artère principale pour combattre les phlegmons des membres au début, et il annonçait à la *Société de Chirurgie* en avoir obtenu d'excellents effets. Je ne sais ce qui est advenu de cette pratique ni si elle a réussi en d'autres mains; dans tous les cas, on peut dire qu'elle est le plus souvent d'une application difficile et même impossible. Cela seul suffirait pour y faire renoncer. On ne peut en dire de même de la compression hydraulique, dont l'application est facile et peut être faite, non plus loin du mal et sur l'artère seulement, mais sur le point malade, et, simultanément, sur tous les vaisseaux et les tissus.

Je n'ai pu l'employer, dans ce but, qu'une fois et le cas me paraît beaucoup trop simple (il s'agissait d'un panaris au début) pour avoir une grande valeur. Cependant les résultats obtenus dans diverses arthrites et même dans un cas de périostite me permettent d'espérer que, pratiquée de bonne heure, la compression ferait avorter bien des phlegmons qui deviennent graves.

D. *Autres applications de la compression hydraulique.* — La compression pourrait rendre aussi des services après l'ouverture de grands phlegmons, ayant produit de vastes décollements. Elle serait applicable au traitement des anévrysmes, mais je n'insiste pas sur ces points, mes vues étant seulement théoriques. En présentant la compression hydraulique comme bonne à tout, je craindrais de faire dire qu'elle n'est bonne à rien.

Lille Imp. L. Danel.

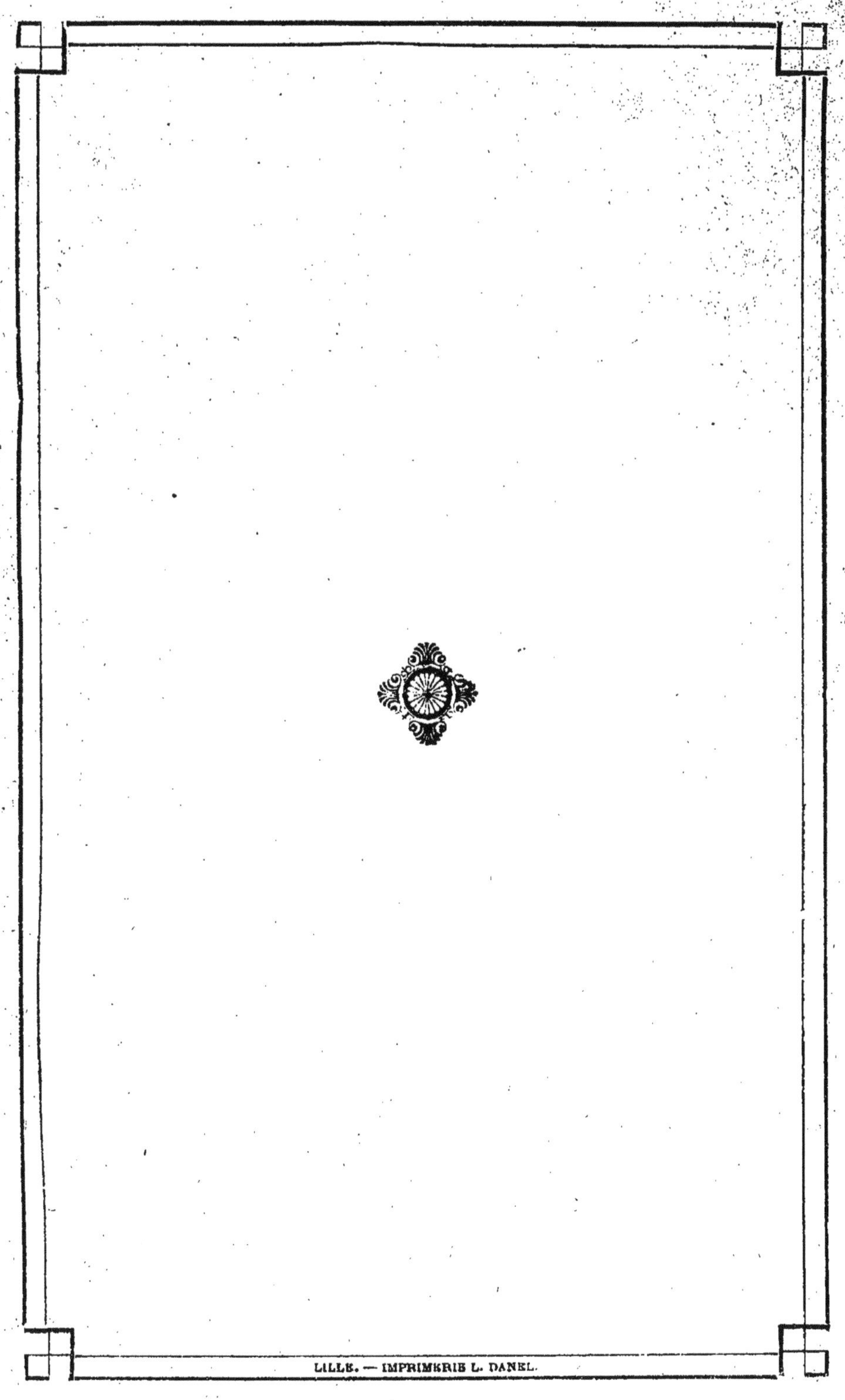

LILLE. — IMPRIMERIE L. DANEL.

www.ingramcontent.com/pod-product-compliance
Ingram Content Group UK Ltd.
Pitfield, Milton Keynes, MK11 3LW, UK
UKHW020458220726
13923UKWH00006B/2630

9 782019 246341